Traitement d'une Hernie Inguinale Sans Opération!

Instructions Détaillées

Carsten Bachmeyer

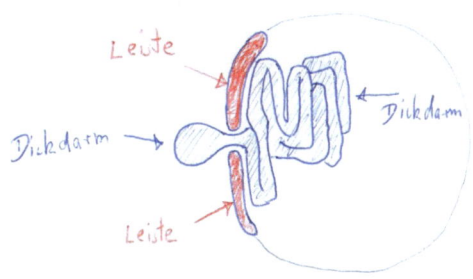

Traitement d'une Hernie Inguinale Sans Opération!

Instructions Détaillées

Carsten Bachmeyer
E-Mail: leistenbruch-selber-heilen@gmx.de

Copyright © 2013 Auteur : Carsten Bachmeyer. Tous droits réservés.
Edition : BoD - Books on Demand, 12/14 rond-point des Champs Elysées, 75008 Paris
Impression : Books on Demand GmbH, Norderstedt, Allemagne
ISBN 9782322030507
Dépôt légal : janvier 2013

Photo de couverture prise par Piotr Marcinski,
Fotolia

Explicitement vous-même prenez le risque d'utiliser ce livre et de réaliser ses informations. Toute responsabilité de l'éditeur et l'auteur est principalement déclinée concernant des dommages matériels, sanitaires et immatériels qui résultent d'une application / non-application des informations respectivement des informations incorrectes et/ou incomplètes. Par conséquence tous droits juridiques et droits aux dommages sont exclus. Ce livre y compris son contenu a été élaboré aux petits oignons. Mais la maison d'édition et l'auteur ne se portent pas garant de l'actualité, correction, intégralité et qualité des informations données. Il n'est pas possible d'exclure des fautes d'impression et des informations incorrectes. NI la maison d'édition ni l'auteur ne prend la responsabilité de l'actualité, correction et intégralité du contenu de ce livre et des fautes d'impression. Il est impossible pour la maison d'édition et l'auteur de prendre toute responsabilité (juridique) pour des informations fautes and ses conséquences.

Ce livre y compris toutes ses parties sont protégées par les droits d'auteur. Toute utilisation de son contenu en dehors des limites des droits d'auteur est interdite et punissable sans autorisation préalable de l'éditeur. Cela s'applique particulièrement aux copies, traductions, mises sur microfilm, traitements et à la sauvegarde par des systèmes électroniques.

**Pour Mia...
et tous les autres qui désirent le traitement de leur
hernies inguinales sans opération.**

«Soyez courageux de vous servir de votre raison»

Immanuel Kant

«Le phénotype d'un individu humain est une réflexion de 100% de son génotype»

Carsten Bachmeyer

Table des Matières

11 Préface

13 Le Secret de la Hernie Non-Guérissant

16 Introduction

24 La Hernie Inguinale …..Une Affaire Lucrative

28 La Hernie Inguinale en 3 Illustrations

31 La Prise de Conscience Fait Son Chemin

39 Théories de la Biologie Evolutive

41 Avis d'un Médecin de Famille

43 Instructions Détaillées pour le Traitement d'une Hernie Inguinale (sans Opération)

45 Instructions pour Réduire / Eliminer la Pression sur l'Aine

48 Alimentations Modèles pour Trois Jours

54 Pour des Végétariens

56 Application d'un Bandage Herniaire

59 Application d'un Bandage Herniaire sur des Photos

72 Coussinet d'Aine

73 Résumé

75 Facteurs Importants à Observer Impérativement Tous les Jours

77 La Hernie Inguinale des Deux Cotés

81 Autres Repas Modèles

91 L'Avantage d'une Hernie Inguinale: Elle est Visible!

Préface

Dans ce livre il s'agit des instructions détaillées pour le traitement de votre hernie inguinale. Il n'est pas nécessaire de l'opérer! Comparable à une déchirure d'un ligament ou à une blessure, la hernie inguinale guérira d'elle-même après être positionnée correctement. On peut y arriver par un changement alimentaire et l'application d'un bandage herniaire spécial.

Grace au changement alimentaire l'intestin n'empêchera plus l'aine de guérir.

Dans plusieurs mois, pendant lesquels vous avez respecté le régime alimentaire et appliqué un bandage herniaire spécial, la hernie inguinale se transformera à une aine guérie et stable. Sinon un docteur d'une médecine scolaire ait essayé de vous guérir, vous serez une des personnes heureuses qui pourront se rétablir de la hernie inguinale très vite. Mais aussi des patients avec un filet implanté ou un filet réséqué (dont il y a certainement beaucoup) et des gens qui souffrent d'une récidive (rupture de l'aine opérée) ne doivent pas baisser les bras. Nous les incitons à réfléchir – (la plupart du temps) il n'est pas trop tard!

Les références à la biologie évolutive et la science nutritionnelle ne sont que des considérations générales. A cause des opinions très différentes des experts reconnus – notamment dans la science nutritionnelle – il fera longtemps jusque « la vérité » finit par se faire jour.

Mais il est sûr que le régime alimentaire (et l'application du bandage herniaire spécial en même temps) ait une aine guérie pour résultat dans le cadre d'un traitement d'une hernie inguinale….après quelques semaines respectivement mois.

Ce livre se concentre sur les instructions pour traiter la hernie inguinale. Ça marche! Essayez-le! Cela vaut la peine!

Le danger d'une hernie étranglée est conjuré après quelques jours!

C'est à vous maintenant……..

Dans l'introduction de ce livre les erreurs et expériences sont décrites dont j'ai reçu l'idée de ce traitement de la hernie inguinale. Cette méthode est contraire à l'avis des tous les experts qui sont unanimes à prétendre l'impossibilité de guérir une hernie inguinale sans opération.

Le Secret de la Hernie Non-Guérissant

Quelle est la raison pour une hernie inguinale? Et pourquoi elle ne guérit pas d'elle-même ?

L'aine ne peut pas guérir d'elle-même pour la raison suivante: Comparable à un piercing, le gros intestin avance vers l'extérieur tous les jours en passant l'aine rompue. Après avoir enlevé le piercing à la perforation, le tissu s'y consolide. Si le piercing n'est pas enlevé, le tissu ne peut pas se souder. C'est logique, n'est-ce pas ? Il en est de même pour l'aine et l'intestin; l'intestin étant équivalent au piercing. Ainsi il faut trouver une méthode pour que le gros intestin ne puisse plus avancer tous les jours en passant l'aine, de sorte que l'aine puisse recouvrer sa position naturelle et se souder. Mais comment ça se passe sans des instruments chirurgicaux? Vous trouverez la réponse au cours de ce livre.

Dans notre cas l'ennemi principal est l'intestin qui pénètre l'aine chaque jour et ainsi rend impossible sa guérison.

Pendant la digestion d'un seul repas - étant un mélange des aliments (hydrates de carbone et protéines) - des gaz (jusqu'à 18 litres) se produisent dans l'intestin.

18 litres de gaz – c'est vraiment beaucoup. L'intestin se ballonne extrêmement. Les forces physiques produisant un effet sur l'aine sont énormes. Par conséquent l'aine est tous les jours exposée d'une charge très grande, à

laquelle elle doit se plier tôt ou tard… cela est au moins vrai pour une personne sur 3 ou 4 dans tout le monde.

J'ose dire que le volume naturel de l'intestin des hommes dans tous les états industrialisés et civilisés s'est changé et s'est démultiplié. Si l'intestin s'est ballonné (principalement par des hydrates de carbone dénaturés), il pèse constamment contre le coté intérieur de l'aine. Si le volume de l'intestin se réduisait au volume naturel, l'intestin ne passerait plus par l'aine rompue, de sorte qu'elle pourrait se souder.

Si vous respectez le régime alimentaire spécifié dans ce livre, le volume de l'intestin se réduira drastiquement et le sac inguinal encombrant diminue au jour le jour, ce que vous constaterez immédiatement pendant les premiers jours. On peut bien décrire le sac inguinal comme un « mètre d'intestin », parce qu'il indique le volume réduit ou agrandi de l'intestin.

Grace au régime alimentaire votre aine a de bonnes chances de guérir et de former des tissus stables, parce que l'intestin ne passe plus par votre aine. L'intestin est de nouveau arrivé à son volume naturel (sans la production des gaz pernicieux) et n'empêche plus la guérison de l'aine.

C'est le secret de la hernie non-guérissant.

Si en plus une légère pression de l'extérieur est faite sur l'aine par un bandage herniaire spécial, vous vous débarrasserez de votre problème „hernie inguinale" sous peu.

Introduction

En 1999 je contractais une hernie inguinale des deux côtés. Causé par une infection gastro-intestinale très sérieuse, j'avais vomi beaucoup de fois. En conséquence et en raison de la pression énorme sur l'aine, les ainés ont rompu dans cette nuit. La hernie inguinale à la droite (à peu près de la taille d'une prune) a guéri d'elle-même après environ 6 semaines. La hernie inguinale à la gauche s'est quand même agrandie encore et encore jusqu'à ce que la taille d'un citron soit atteinte à la fin. Cette bosse n'a pas changé pendant plus de 10 ans. A ce temps les médecins m'ont conseillé à une opération immédiate prétendant le danger d'une hernie étranglée et des complications mortelles. Mais pour moi une opération n'était pas question pour des raisons différentes. Avant tout je ne savais pas la meilleure méthode d'opération. En outre un filet n'était pas question, parce que je ne voulais pas avoir un corps étranger dans mon ventre jusqu'à la fin de ma vie. Sans aucun doute un corps étranger qui pourrait causer des problèmes et peut-être devrait être réséqué un jour ou l'autre (il y a aussi des cliniques qui se spécialisent dans la résection des filets) n'était pas une alternative, mais plutôt la preuve de l'incapacité de la médecine scolaire. 5% - 10% des victimes angoissées ont été enregistrées....pas de taux de réussite élevé. Si vous saviez que 5% - 10% de tous les avions se crashent, voudriez-vous aller par avion?
Moi – je ne le ferais.

Chaque foi quand je me suis couché le soir, le sac inguinal a immédiatement.

Tout était bon pour 10 ans….puis l'aine s'est déchirée plus et la taille du sac inguinal a pris des proportions menaçantes, étant comparable à un avocat ou une pomme moyenne. Au plus tard à ce moment je me suis trouvé contraint à agir. Je me suis demandé la taille maximale d'une hernie inguinale. Il est possible qu'elle s'étend du scrotum jusqu'à mon cou? Et quand est-ce que l'aine de l'autre cote se déchirera? Il semblait être seulement une question de temps jusqu'à ce que mon corps souffre de mon tissu conjonctif faible. Le jour prochain j'ai consulté mon médecin de famille qui – comme prévu – m'a conseillé l'opération immédiate. Après j'ai conseillé deux spécialistes à Berlin et Munich, qui m'ont donné le même conseil.

J'ai rendu visite à plusieurs cliniques spécialisées dans la naturopathie et aux homéopathes, qui – à ma grande surprise – m'ont conseillé aussi l'opération immédiate. J'ai fait des recherches à l'Internet, conseillé un bon nombre de médecins, spécialistes, centres hospitaliers et cliniques spécialisées dans la naturopathie…..
Evidemment il n'y avait pas de traitements alternatifs à l'exception d'une opération. J'étais prêt à prendre des mesures radicales sans les connaitre.

J'ai lu des livres des crudités, guérisseur, médecins scolaires, Atkin (régime de viande), Wearland (régime de pain).... sans trouver ce que j'ai cherché. J'ai essayé d'apprendre la nourriture des hommes qui vivent dans la nature intacte pour changer mon régime alimentaire conformément. Mais comment est-ce qu'il serait possible de le découvrir dans un monde entièrement industrialisé?

Après avoir tourné le dos à la nature, l'homme doit maintenant payer le prix fort en regard des nombreux malades.

Il y a une infinité de spécialistes, médecins et nutritionnistes dans le domaine de science nutritionnelle – tous ceux étant d'avis tout à fait différents 1000 spécialistes = 1000 opinions diverses. Comment est-ce qu'il serait possible de me faire une opinion, si j'étais confronté de tels avis différents? Impossible! J'ai cherché une espèce dont le génotype et phénotype ressemblent à ceux des hommes dans la nature intacte.

A ce temps j'ai encore supposé avoir un tissu conjonctif faible qui pourrait être fortifié par des aliments parfaits, de sorte que ma hernie inguinale puisse guérir d'elle-même. Plus tard je me suis rend compte du fait suivant: la hernie inguinale n'a pas été causée par un tissue conjonctif faible, mais par la pression permanente et forte à la suite d'une diététique fausse.

J'ai essayé d'apprendre la nourriture originelle spécifique à l'espèce humaine. Qu'est-ce que l'homme mangerait s'il vivait dans la nature intacte – ne suivant que son instinct sans l'influence de la publicité et des experts douteux.

Malgré tous les avis différents et déconcertants des experts je savais pertinemment ce qui suit: Les êtres vivants dont l'alimentation diffère de sa nourriture spécifique à l'espèce tombent malade tôt ou tard. J'avais souvenir de mon cours renforcé de biologie à l'école… et en sus je pouvais le comprendre à cause de mes propres observations et considérations. Par exemple: si vous donniez seulement du pain à un dauphin, il mourrait très bientôt. C'est la même chose avec un requin s'alimentant exclusivement des algues, un lion qui ne mange que des pommes ou une girafe s'alimentant seulement de la viande … tous ces animaux tomberaient malade et mourraient sous peu. Comme chaque espèce a sa nourriture spécifique, elle tombera malade ou mourra si son alimentation en diffère.

Ainsi il était très important pour moi de connaitre la nourriture spécifique de l'espèce humaine. Beaucoup de lecteurs certainement me conseillent maintenant de consulter un nutritionniste, biologiste ou médecin. Mais il y a une anicroche. Si j'avais cru l'avis des experts, j'aurais eu maintenant une suture d'opération – peut-être y compris des testicules atrophiés – et ma hernie inguinale n'aurait ʹjamais eu guéri d'elle-même.

Il reste à voir si ces considérations concernant la diététique seront raisonnables. Mais en cas de traitement de la hernie inguinale elles avaient succès.

A mon avis le chimpanzé avec ses instincts naturels et son comportement était l'exemple le plus approprié. Considérant son phénotype et génotype il ressemble le plus fortement à l'homme.

Avant de continuer à considérer des stratégiques alimentaires, j'étais prêt à une expérimentation à moi-même en adoptant exactement l'alimentation d'un chimpanzé – n'importe quelles conséquences.

Le chimpanzé dans son environnement naturel s'alimente des légumes crus (60%) et de la viande crue (40%). Cela va sans dire que je ne mangerai pas de la viande crue pour des raisons hygiéniques.

A mon avis cette alimentation pourrait aider au renforcement graduel de mon tissu conjonctif. Je n'avais pas compté sur un effet en plusieurs jours ….même heures!

Le progrès en vue de ma santé n'avait rien à voir avec un tissu conjonctif faible. Est-ce qu'il était possible que je n'en souffrais pas?

Au cours de mon « régime alimentaire de chimpanzé » le sac inguinal ayant la taille d'un avocat a été diminué arrivant à une taille d'une grappe. De plus il s'est amolli, d'abord il était dur et bourré. Me souvenant de toutes les visites médicales pendant les années dernières, j'ai pris la guérison rapide da ma hernie inguinale SANS OPERATION pour un miracle. En outre je n'étais plus exposé au danger d'une hernie étranglée.

J'étais vraiment très surpris que le régime alimentaire modifié avait pour résultat tels changements drastiques et rapides! Comme le sac inguinal était tellement petit et mou, je pouvais le ligaturer. J'ai instinctivement utilisé un foulard en laine que j'ai mis autour de mes hanches. Cela marchait très bien, mais néanmoins j'ai cherché une meilleure solution.

En tout cas j'étais capable de positionner l'aine correctement après la hernie inguinale décennale!!!

J'ai acheté plusieurs chers bandages herniaires chez un magasin spécialisé dans les produits orthopédiques. Ces bandages étaient très inconfortables, faisaient mal et ont laissé des empreintes sur la peau. Tandis que quelques bandages ont même coupé l'arrivée du sang, d'autres avaient un nœud de la taille d'une balle de golf, qui s'est pressé contre l'aine. De plus ces bandages ont glissé rapidement de sorte que la stabilisation de la hernie n'a pas été garantie. Le cuir – la plupart des bandages herniaires est faite en ce matériau – n'est pas flexible et ne se serre pas contre le corps.

Encore il me faisait trouver une autre solution. De nouveau j'ai utilisé mon foulard en laine et essayé des différentes techniques. Dès le début le foulard était bien meilleur que tout bandage couteux du magasin spécialisé. Finalement j'ai trouvé une technique de nouage pour ligaturer parfaitement l'ouverture de hernie.

Au plus tard maintenant j'étais sur de guérir ma hernie inguinale sans un médecin. Je ne sais pas pourquoi, mais je l'ai jugé logique. Je l'ai euphoriquement raconté à ma famille et mes amis, mais tous ceux ont fait un geste de dénégation et m'ont souri : « Il est bien connu qu'une hernie inguinale ne guérit jamais d'elle-même… va à la clinique pour une opération. C'est tout! ». J'ai nage à contre-courant sans soutien…. Mais tout de même j'ai poursuivi mon but.

Depuis que j'ai changé mon alimentation le sac inguinal n'a jamais plus apparu.

J'ai respecté très strictement mon propre régime alimentaire (de chimpanzé) et j'ai porté le bandage tout le temps sauf si j'ai dormi. Je ne sais pas exactement quand la hernie inguinale a complètement guéri, mais je crois qu'après 4-6 semaines j'ai été tiré d'affaire. Par mesure de précaution j'ai porte le bandage 3 mois de plus (4 mois au total). Il est facile de s'habituer au bandage, qu'on applique et enlève en quelques secondes.

En outre je n'avais pas le courage de sortir sans porter le bandage herniaire. J'avais trop de peur que le sac inguinal puisse apparaitre de nouveau. Je crois que l'aine s'était soudée après 6-8 semaines… mais à mon avis il faut porter le bandage herniaire spécial plus longtemps, au moins 3 mois. D'autant plus qu'il était confortable de porter le bandage tous les jours, qui – contrairement aux bandages herniaires achetés chez les magasins spécialisés – n'avait pas des effets secondaires. Pour cela il n'est pas utile de renoncer au bandage en avance.

Un jour ou l'autre il faut quand même enlever le bandage. Quand je suis sorti la première fois sans bandage après environ 4 moins, j'avais un funeste pressentiment. Après avoir souffert d'un sac inguinal très large pendant 10 années, il est difficile de croire à sa guérison soudaine.

Ma hernie inguinale a guéri sous très peu. Depuis 2009 je n'ai plus eu de troubles de la santé … bien que je ne me ménage pas du tout. La hernie inguinale a guéri entièrement. Je régulièrement fais des haltères (musculation avec des poids lourds) et mon jogging, mange la cuisine traditionnelle (y compris la formation du gaz anormal dans l'intestin) et suis sain et sauf. Je – moi-même – ai guéri ma hernie inguinale décennale avec la taille d'avocat sans opération

La Hernie Inguinale... Une Affaire Lucrative

Environ 250.000 personnes par an Allemagne attrapent une hernie inguinale en Allemagne. Le convertissant en euro, on peut bien voir une affaire très lucrative pour l'industrie pharmaceutique et les médecins consultés. Si cette opération n'était plus nécessaire, une perte millionnaire serait le résultat pour l'industrie pharmaceutique. Par conséquent les médecins sont unanimes à vous conseiller une opération immédiate !

Vous vous tenez là, impuissants, livrés à la médecine scolaire et des médecins étant des chirurgiens passionnés. Il n'y a rien de plus beau pour eux que des opérations. Comme ils ont appris d'opérer, ils veulent le pratiquer maintenant. Vous êtes presque pressé d'aller à la clinique pour l'opération, particulièrement parce que votre attention est attirée sur le danger d'une hernie étranglée qui présente un risque mortel. Paniquant, vous n'avez pas assez de temps pour y réfléchir et ne voulez qu'échapper à ce danger par une opération. Soyez informé que le risque d'une hernie étranglée peut être conjuré en 2-5 jours après un changement du régime alimentaire. Cela est une solution tellement facile!!!

Maintenant les questions suivantes se posent: Dans quelle mesure est l'opération raisonnable? Pour quel implant (filet) est-ce que je dois opter? Et quand rompra l'aine de l'autre côté? Qui vous garantit que la hernie inguinale opérée ne rompra pas de nouveau? Qui vous promet de ne pas souffrir de la douleur après l'opération? Sans parler des effets secondaires graves comme les testicules atrophiés ou la perte des testicules. Et en outre la narcose et le choc subi par l'opération. Le nombre des personnes opérées souffreteuses doit être immense. Il y a des milliers des rapports se référant à ce sujet, entre autres publiés dans le magazine « Spiegel ». Quelqu'un qui prend l'intervention chirurgicale pour une opération banale et routinière, a été la proie de la propagande de la médecine scolaire. L'opération n'est pas du tout simple, mais plutôt risquée. Sauf l'exposition du cordon spermatique, il faut faire attention aux voies nerveuses à l'incision.

La laparoscopie pour laquelle beaucoup de „spécialistes" se passionnent (particulièrement les médias sont très conquis par la méthode soi-disant innovatrice: l'intervention la moins invasive possible) est la méthode d'opération la plus dangereuse. Seuls quelques-uns savent que cette méthode d'opération non seulement implique la plupart des complications, mais aussi charge l'organisme plus fortement.

Des experts vrais n'appliquent la laparoscopie qu'en cas exceptionnel à cause des risques énormes.

Et maintenant nous nous occupons du fond de ce livre et la question essentielle: EST-CE QU'IL POSSIBLE QU'UNE TELLE HERNIE INGUINALE GUERISSE D'ELLE-MEME? D'elle-même? Il vous y faut contribuer… au minimum pour environ 2-4 mois. Et vous devez avoir de la suite dans l'idée!

Ni l'internet ni le médecin de famille ne vous confirment qu'une hernie inguinale est guérissable sans opération. Les sujets qu'un étudiant en médecine doit apprendre à l'université sont définis par l'industrie pharmaceutique, qui a tout d'abord des intérêts financiers et ne s'intéresse guère du bien-être du patient…. malheureusement. La rentabilité calculée froidement est le facteur le plus essentiel.

En fait le médecin n'est qu'une marionnette de l'industrie pharmaceutique. Un suiviste qui a fait des études.

Je vraiment dis du mal des médecins, mais à mon avis c'est la seule explication à compliquer les faits médicaux les plus banals et à favoriser les douleurs à la place de les éliminer. Peu importe ses honoraires un médecin doit m'aider au lieu d'aggraver ma souffrance. Il a prêté le serment d'Hippocrate!

En sus je compte que le médecin me propose une alternative à l'intervention comme par exemple la thérapie décrite dans ce livre. Je ne peux pas comprendre que moi-même pouvait développer une telle thérapie, tandis que tous les innombrables experts en matière de médecine dans tout le monde n'ont pas réussi à le faire.

La médecine n'est qu'une affaire. Ça veut dire : Si une hernie inguinale guérit sans opération, pas d'argent est gagnée!

La Hernie Inguinale en 3 Illustrations

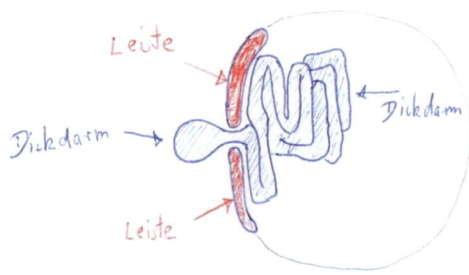

C'est un dessin fait d'une hernie inguinale. La plupart du temps le sac inguinal se compose du gros intestin ou de l'intestin grêle. Il avance encore et toujours en passant l'aine. Par voie de conséquence il empêche que l'aine puisse recouvrer sa position naturelle et s'y souder.

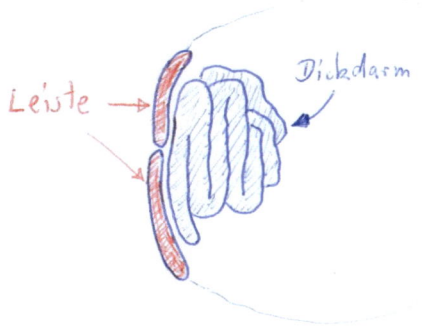

C'est un dessin fait de votre hernie inguinale si vous vous couchez ou êtes allongé sur le dos. Le sac inguinal disparait et l'intestin recule au ventre. L'aine est retournée à sa position naturelle (mais elle ne s'est pas encore soudée).

Si vous vous couchiez pour 2-4 mois sans que vous vous leviez une seule fois, votre hernie inguinale guérirait. Mais cela est peu recommandable.

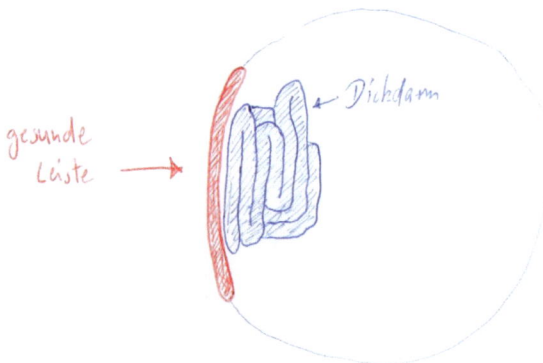

C'est un dessin fait de votre hernie inguinale après environ 2-5 mois pendant lesquels vous avez observé les instructions données dans ce livre.

L'aine s'est soudée de nouveau étant aussi stable qu'avant.

La Prise de Conscience Fait Son Chemin

Bien sûr vous pouvez demander comment j'ai trouvé cette méthode de traitement. Est-ce que je suis vraiment la seule personne dans le monde qui avait l'idée de guérir la hernie inguinale sans intervention chirurgicale? Evidemment – selon les recherches faites à l'internet ou les conseils des médecins. Si vous consultez n'importe quel médecin, soyez assuré qu'il vous assure sans faute qu'une hernie inguinale NE guérit JAMAIS d'elle-même.

Il est extrêmement difficile… presque impossible de chercher et trouver la vérité. Malgré toutes les fatigues je crois qu'il vaille la peine de mettre en questions tous les conseils et de ne pas les accepter de but en blanc. Même si chaque médecin dans le monde prétend qu'une hernie inguinale ne guérit jamais sans opération… il ne faut pas être vrai. Autrefois chacun était imbu de la platitude du monde. Mais cela n'était pas vrai bien que tout le monde l'ait cru dur comme fer. Je ne donne pas la vérité pour une autre tendance religieuse comme p.ex. le bouddhisme, le Coran, le christianisme, l'islam etc. Je prends la vérité plutôt pour une constante universelle comme p.ex. la vitesse de la lumière, l'élément PI, le fait que le monde est rond (pas plat), le théorème de Pythagore ou $1 + 1 = 2$, l'infinité de l'univers etc.

Si vous êtes désapprouvé par tous les médecins et les autres, bien que vous soyez imbu de dire vrai, vous avez besoin de beaucoup d'énergie pour faire des expériments… pour trouver des approches inexplorées. Peut-être que j'ai trouvé une méthode pour guérir la hernie inguinale en raison d'un concours de circonstances différentes. Depuis ma 30ème année j'ai souffert d'une prostatite douloureuse et ne pouvais guère prendre part à la vie quotidienne normale. Pendant la nuit il me faisait être aux toilettes jusqu'à 15 fois et pour cela j'étais incapable de dormir profondément. Tout le temps j'avais l'impression d'avoir une balle de golf dans mon rectum. Chaque pas était une torture. Aussi à ce temps pas de médecins pouvait m'aider. Pendant sept années j'ai conseillé plus de 20 urologues - finalement seulement des coryphées spécialisés dans l'urologie (médecin scolaire). Mais même ils n'étaient pas capables de me prescrire des antibiotiques appropriés. Ils m'ont prescrit des antibiotiques qui n'ont pas pénétré le tissu de la prostate. A ce temps il y avait des bactéries du genre Enterococcus Faecalis dans ma prostate. Partiellement les antibiotiques prescrits n'ont pas du tout influencé les bactéries Gram-positives du genre Enterococcus Faecalis.

Etant livré à moi-même, j'étais à la veille de l'ablation de ma prostate. Après des recherches détaillées j'ai quand même abandonné cette idée. A l'aide du centre hospitalier universitaire de Gießen j'ai trouvé l'antibiotique approprié – Levofloxacin - après environ 5 ans. Je suis allé immédiatement à mon médecin de famille pour lui demander de me prescrire ce médicament. Après 3 jours ma prostatite s'est partie en fumée – je n'ai plus souffert des problèmes physiques. Il relevait du miracle and pendant à peu près 24 heures j'étais l'homme le plus heureux dans tout le monde. Au cours de la thérapie d'antibiotiques les bactéries sont malheureusement retournées violemment (3ème jour). J'ai souffert à nouveau de ma prostatite. Les bactéries du genre Enterococcus Faecalis se sont ancrées d'une manière chronique dans ma prostate. Comme elles avaient développé un biofilm autour d'elles, elles étaient protégées des antibiotiques. Si j'avais eu ce médicament au commencement de ma maladie ... pendant la phase aigüe – je n'aurais pas été soumis à autant de stress. Mais le premier médecin spécialisé que j'avais consulté m'a prescrit de prendre le thé d'épilobe en épi. Le résultat de ce traitement : mal d'estomac intense.

Après l'odyssée de 6 ans j'ai accidentellement rencontré un médecin d'une clinique privée à Berlin. J'étais très frappé par ses avis. D'après son opinion il n'y avait pas de traitements appropriés de sorte que je devrais souffrir de cette maladie jusqu'à la fin de ma vie. En outre il m'a informé qu'innombrables malades devaient prendre des antibiotiques tous les jours jusqu'à la fin de leurs vies. A ce moment au plus tôt il était évident que je devais prendre une autre direction. En tout cas ce médecin m'a dit la vérité et ne m'a pas utilisé pour expérimenter tous ses instruments sur moi, comme p.ex. cystoscopie, valeur de PSA, l'appareil de mesurer l'urine, le prélèvement du tissu de prostate pour l'examiner en laboratoire etc.

J'ai apporté toute mon énergie aux solutions de mon problème. J'ai lu toute la littérature spécialisée concernant ce sujet. Mais comme la médecine scolaire se mordait en queue, elle ne pouvait pas m'aider. J'ai essayé de guérir mon corps moyennant la nourriture et le sport (comme il se pratique aujourd'hui dans les thérapies de cancer) : pas de gymnastique et plusieurs préparations pharmaceutiques tous les jours. Chaque mois j'ai dépensé environ 400 € pour des produits de la pharmacie comme p.ex. vitamine E, vitamine C, oligo-éléments, suppléments nutritionnels. En plus j'ai observé les théories du professeur Strunz alias « Pape de Coureurs ». Lors du jogging ma prostate me fait mal tout le temps.

Il était une catastrophe qui n'a pas amélioré. Après une « thérapie pharmaceutique » de 3 mois j'ai par hasard le livre du professeur Strunz dans lequel il s'agit d'un médecin de 119 ans 9 qui ne tombait jamais malade et était en forme jusqu'à la fin de sa vie. Cet article éveillait mon intérêt. Ce médecin était le docteur Norman W. Walker. Maintenant j'ai essayé d'apprendre tous les détails de lui and bien sûr d'acheter tous ses livres. Il était très difficile de trouver cette littérature à l'Allemagne, mais finalement j'avais du succès. Je lisais le premier livre acheté de lui en une seule nuit.

Tout ce que je savais déjà avant, se vérifiait noir sur blanc dans ce livre – écrit par un homme qui ne tombait jamais malade et mourait à l'âge de 119 ans avec toutes ses dents. Il tombait mort sans douleurs, sans bougies et avant tout: sans médecine scolaire. Il n'a pas mangé que les crudités. En cette nuit je suis allé à ma cuisine pour mettre tout en panier : spaghettis, pain, sucre, riz, plats précuits, viandes surgelées, salade de saucisses et mayonnaise, confiture, crème noisette.

A partir de ce moment (en 1998) j'étais prêt à avoir de la suite de mes idées. Enfin!!!! Pour arriver à mon but j'ai dépensé environ 1200 DM/600 € par mois pour acheter des crudités dans un magasin bio. Chaque jour j'ai exprimé à peu près 1,5 litres de jus d'orange et jus de carotte…. Quelquefois même 6 litres. Je n'ai mangé que des crudités. Après environ 3 semaines il ne me fallait plus aller aux WC; par conséquent je pouvais faire une nuit complète ! Je n'avais pas imaginé que la nutrition avait telle influence éclatante sur le corps / la santé. Je me suis fait l'avocat des crudités, étais capable de participer à la vie sociale et recouvrait toute ma santé. Aujourd'hui il me faut dire que je ne suis pas conçu d'un régime alimentaire comprenant seulement des crudités. Néanmoins la nutrition joue un rôle pivot dans le traitement d'une hernie inguinale.

Il est indispensable de vous en informer en détail pour que vous puissiez mon idée de traiter la hernie inguinale sans opération. Sans les souffrances de ma prostatite je n'aurais pas été au fait de ma connaissance détaillée et j'aurais dû subi à l'opération pour traiter la hernie inguinale. Grace à ma connaissance j'étais capable de chercher et trouver une solution.
Pendant huit ans je vivais avec ma hernie inguinale ayant la taille d'un citron sans avoir des problèmes.
Dans cet espace de temps je pouvais faire du sport –

toujours avec une charge de 100%. J'ai continué à faire du jogging, de la musculation et du jardinage. De temps en temps la hernie inguinale s'est détériorée… quelquefois elle s'est améliorée. Après que j'ai – par exemple – mangé beaucoup de pain avec fromage, la hernie inguinale a induré faisant du mal. C'était si douloureux qu'il me faut me tourner sur le dos jusqu'à ce que la hernie inguinale avait disparu dans mon ventre. En cas d'une alimentation mal équilibrée (p.ex. seulement des fruits), mes douleurs restaient dans la mesure. Mais le suivant a paru tous les matins: après que je me suis levé, le sac inguinal a avancé vers l'extérieur en passant l'aine. Je suis sûr que vous pouvez bien imaginer le sac inguinal étant encombrant dans beaucoup de situations. Il a même causé des selles irrégulières ce qui ne m'aurait pas dérangé.

En novembre 2009 l'aine s'est rompue plus et la sensation désagréable à l'aine s'est intensifiée. A ce moment il était évident que la taille d'une hernie inguinale n'est pas un facteur constant. Jusqu'ici j'avais cru que l'aine ne pourrait plus se rompre à cause de l'anatomie humaine. Je me suis trompé. A l'internet j'ai trouvé des photos des hernies inguinales ayant la taille d'un bébé. Comme j'ai présumé que mon régime alimentaire de crudités ne pouvait pas contribuer à la guérison de ma hernie inguinale, je devais me faire à l'idée d'une opération. Pour cette raison je me suis renseigné sur les diverses méthodes d'opération - p.ex.: l'intervention la moins invasive possible, la méthode d'opération selon et milliers d'opérations de filet – mais aussi les avantages/désavantages de toutes ces méthodes

différentes. Après peu de temps j'ai réalisé qu'un filet n'était jamais une alternative pour moi.
Il n'a pas d'observations de longue durée concernant ces filets. Des spécialistes des cliniques larges et renommées sont très sceptiques face aux opérations de filet. Le chiffre noir des patients ayant des douleurs – qui sont ensuite étiquetés comme déséquilibrés - faut être énorme. Nous n'apprendrons jamais le nombre exact des victimes d'opération qui se monte au doigt mouillé à 5-10 %.

En outre il doit être horrible à mon opinion d'être étiqueté par des médecins comme une personne déséquilibrée bien qu'on souffre des testicules en silicone des douleurs aigues et d'une hernie inguinale qui réapparait sans cesse. C'est le comportement typique des médecins qui ne savent plus que faire.

Je me suis informé des projets d'essai des cliniques différentes qui se sont occupés de l'examen précis de l'aine. Par exemple : l'aine peut résister la pression sextuple d'une toux forte (mais les examens se sont basés sur les tissus des cadavres); le tissu conjonctif d'une femme est 6 fois plus fort que celui d'un homme. Une aine rompue a l'air d'un chiffon à nettoyer troué qui s'effiloche de plus en plus. J'ai lu beaucoup de livres concernant la hernie inguinale sans trouver ce que j'ai cherché.
Enfin j'ai trouvé un article intéressant qui me semblait très logique. Un professeur avait publié la phrase suivante sur son site Internet: « S'il était possible d'empêcher la pression que l'intestin fait sans cesse sur

l'aine, le problème et peur de la hernie inguinale serait oublié. »

En d'autres mots: Si l'intestin est empêché de pénétrer l'aine constamment, l'aine pourra guérir. Selon la médecine chinoise un corps est un signe de trop d'alimentation malfaisante. Cela sonne très simple: à mon opinion cette phrase tape dans le mille – au moins indirectement.

Moi-même, je ne peux pas m'imaginer que la nature permet qu'à peu près chaque troisième ou quatrième personne du monde soit pleine à craquer.

L'élimination d'une hernie inguinale par une opération n'éliminerait pas son origine. Sans éliminer l'origine, il me faut par conséquent compter sur plus de problèmes au cours du temps. Selon ma théorie ma hernie inguinale était un signe d'avoir commis une faute principale...

Théories de la Biologie Evolutive

Dans la biologie évolutive il s'agit – entre autres - des termes « phénotype » et « génotype » des créatures. Tandis que le premier terme se réfère à l'apparence extérieure d'une créature, le deuxième terme décrit la génétique (ADN).

Dans le domaine de la bionique des ingénieurs essayent d'utiliser les idées de la nature pour les transformer en techniques. Le phénotype est le facteur le plus intéressant pour la bionique.

Prenez l'exemple suivant: comparant une voiture de course (p.ex. Lamborghini) avec un tracteur, il est tout de suite reconnaissable au phénotype qu'on peut aller très vite en voiture de Lamborghini, tandis que le tracteur est un véhicule assez lent. Ainsi le phénotype révèle les qualités d'un objet respectivement d'une créature. Appliquant cette explication aux animaux, on peut bien comprendre que la girafe mange – entre autres – les feuilles des arbres d'une hauteur de 15 mètres. Regardant les dents et la bouche d'un lion, on peut en augurer que le lion est un carnivore. Il est évident qu'une vache en pleine campagne ne peut pas être un carnivore parce qu'elle est trop lente et pesante pour prendre une mammifère. Considérant le phénotype d'une espèce on peut bien conclure son alimentation spécifique.
Comme tous les animaux dans l'environnement naturel le chimpanzé s'alimente des légumes crus (60%) et de la protéine crue (40%) comme des fourmis, de petits

mammifères etc. Sans parler des dangers dans la nature, le chimpanzé est sain et sauf avec cette alimentation. Si ce chimpanzé est déplacé à notre civilisation et alimenté avec notre nourriture (denrées alimentaires dénaturées, traitées, mortes) comme p.ex. du pain, des pommes de terre, du sucre etc., il attrapera les mêmes maladies que nous: diabète (10 millions de diabétiques en Allemagne), ostéoporose (10 millions), carie, cancer, maladies cardio-vasculaires etc.

Je prétends que le phénotype du chimpanzé donne des indications sur son alimentation typique d'espèce. Comme son phénotype ressemble à celui des hommes, je pense que l'alimentation typique d'un chimpanzé et d'un homme est la même.

Commentaire de Mahatma Gandhi: « Ne mangez pas ce que vous ne pouvez pas manger en état non-cuit.»

Avis d'un Médecin de Famille

Selon mon médecin de famille (et la médecine scolaire en général) l'appendice dans mon corps n'est pas du tout utile. Mais la nature l'a créé pendant l'évolution il y a des millions d'ans. Mais mon médecin de famille qui évidemment souffre de la hypertension extrême (j'aimerais l'assister dans la résolution de ce problème) surpasse la nature (pour quelques lecteurs : Dieu). Eh bien... il est le docteur! Il a fait des études! Pensant « notre système n'est pas vrai » je me taisais. Il n'a pas montré beaucoup d'intérêt pour le fait que moi-même avais guéri ma hernie inguinale. Il a seulement fait une geste de dénégation, disant: « C'est bien possible. » Précédemment il a quand même prononcé qu'une hernie inguinale ne guérira JAMAIS d'elle-même et qu'il y aurait en sus le danger d'une hernie étranglée. De cette façon mon médecin se présente à moi.

Pendant une expérience en Allemagne on a fait passer des tests à milliers de médecins au cours de laquelle un reporter a prétendu souffrir d'une fracture des côtes. A dire vrai, il devrait être facile de poser un diagnostic prompt et précis. Mais seulement un de dix médecins était capable de poser un diagnostic correct. D'ailleurs des médecins ni prennent plus de l'âge ni sont en meilleure santé que leurs malades. Quand même nous tombons sous leur emprise et faisons presque tout ce qu'ils conseillent.
La procédure intelligente des médecins se reflète dans le fait que plusieurs cliniques se sont spécialisés dans

l'ablation des filets. L'ablation du filet est quand même une opération plus compliquée que son implantation. Mais d'une certaine manière c'est aussi malin parce qu'on peut profiter maintes et maintes fois des malades tourmentés. Cela ne changera pas à moins que personne ne réagisse contre ces conditions. Au cours des dernières années/décennies il y avait de plus en plus patients hernie inguinale qui souffraient des problèmes énormes et douleurs causés par ces implants. Autrefois on a toujours argumenté qu'il n'y avait pas d'observations de longue durée. Aujourd'hui on peut bien recommander de renoncer à l'implantation des filets. Moi-même je ne me ferais opérer jamais d'une hernie inguinale. Et j'espère que vous serez du même avis après que vous avez lu ce livre.

Instructions Détaillées pour le Traitement d'une Hernie Inguinale (sans Opération):

En cas d'une hernie inguinale la pression faite sans cesse sur l'aine par le gros intestin respectivement l'intestin grêle représente le problème essentiel. C'est-à-dire : l'aine est constamment soumise à une charge anormale. Cela n'a rien à faire avec un tissu conjonctif faible. S'il était possible d'éliminer cette pression interne, le problème de la hernie inguinale serait résolu.

Cela signifie: tout d'abord il faut éliminer la pression gênante dans votre ventre. Si vous souffrez déjà d'une hernie inguinale, l'intestin pénétrera l'aine encore et toujours de sorte qu'elle ne puisse jamais guérir. Même si vous porterez un bandage herniaire spécial, il n'y aurait pas de perspectives d'une guérison.

Le régime alimentaire indiqué votre intestin s'atrophie à son volume naturel. Des gaz pernicieux ne se produisent plus. En plus des flatulences, qui ballonnent l'intestin d'une manière anormale et font une pression énorme sur l'aine, sont éliminées. L'aine n'est plus pénétrée par l'intestin ballonné, ce qui est l'aspect plus important de cette méthode de traitement.

Cela veut dire:

1. Eliminez la pression anormale dans le ventre (par un changement de l'alimentation).

2. Après 3-4 jours après que la pression anormale a été éliminée, utilisez le bandage herniaire spécial.

3. Respectez les instructions d'alimentation pendant au moins 2-4 mois et portez le bandage herniaire.

    (Observez les temps variablement... le plus longtemps sera le mieux... avant tout en ce qui concerne l'alimentation)

Instruction pour Réduire / Eliminer la Pression sur l'Aine

Il vous faut changer votre alimentation pour à peu près 2-4 mois (mieux 6 mois). Bien que je ne veuille pas publier un conseiller en nutrition, il est indispensable de respecter le régime alimentaire suivant, si vous voulez guérir votre aine sans opération. Votre régime alimentaire ne doit pas comprendre des hydrates de carbone anorganiques (hydrates de carbone dénaturés traités), c'est-à-dire : pas de pommes de terre, pas de riz, pas de spaghettis ou pates, pas de flocons d'avoine, pas de corn-flakes, pas de pain, pas de noix, pas de céréales, pas de légumineuses...
En outre il est interdit de consommer des produits laitiers, p. ex. latte macchiato (au lieu de cela buvez du café filtre ou de la crème de café avec peu de lait condensé), pas de yaourts, pas de fromage (à moins que complément à la salade, en ce cas seulement des portions minimales), pas de chocolat, pas de sauces, pas de chips...

Les buveurs de bière doivent se rendre compte de consommer une des boissons les plus riches en calories et hydrates de carbone. Sinon ils réussissent à réduire la consommation de bière considérablement, ils prennent le risque que l'intestin reste ballonné et l'aine ne peut pas guérir par conséquence. A part ça il faut observer la même règle qui s'applique à toutes les boissons: buvez avant les repas. Après un repas il faut attendre au moins 2-3 heures avant de boire assez beaucoup.

Deuxième aspect important: Il est interdit de mélanger les aliments, c'est-à-dire: ne mangez pas de salade et de viande en même temps – ne mangez que la salade ou seulement la viande. 4-6 heures doivent passer entre les repas.

Il est interdit de manger rien d'autre que les aliments suivants, qui quand même ne doivent être mangés que séparément:

Viande, fruits frais, légumes frais, œufs, café (sans sucre), thé (sans sucre), eau, jus de fruit et de légumes pressés sur place (ne buvez jamais des jus de fruit achetés dans le supermarché, parce qu'ils ont été traités et pasteurisés). NE buvez les jus QUE L'ESTOMAC VIDE…JAMAIS après le repas !!! Remettez-le à moins 2-3 heures après un plat de viande et 2 heures après une salade.

IL EST INTERDIT DE MELANGER LES ALIMENTS!!!

Pourquoi il est interdit de boire quelque chose (respectivement très peu) directement après un repas ?

L'eau et le jus passent à travers de l'estomac en l'espace de quelques minutes. La viande quand même reste des heures dans l'estomac, étant digérée lentement. Si vous buviez quelque chose directement après un repas, la digestion prendrait plus de temps et le pancréas produirait plus de sucs digestifs. La formation du gaz dans l'intestin s'intensifie; l'aine est pénétrée par l'intestin d'une manière plus forte, de sorte que le processus de guérison soit mis à mal.

En plus il est interdit de boire trop et trop vite. Si vous buviez rapidement un litre à la fois, une pression énorme sur l'aine se produirait en quelques minutes. Le processus de guérison serait menacé.

Alimentations Modèles pour 3 Jours

Jour 1

Le matin:

    2   tasses de café (avec peu de lait condensé)
    2   bananes
    2   figues séchées

Le midi:

    1   grande salade fraiche consistant en
    2   tomates
    ½   concombre
    1   avocat
    ½   paprika
         huile d'olive
  50 g fromage de brebis
(Il est permis de mélanger les aliments d'un type p.ex. les légumes: concombre et tomate et avocat)

Le soir:

env. 250 g – 450 g viande
(Bien sûr, la portion dépend de votre stature), moins vous mangez, mieux c'est (pour le moins pendant ces 3-6 mois) avec peu de beurre aux fines herbes ou l'huile olive. EN TOUT CAS il est INTERDIT de manger des garnitures comme complément à la viande, mais aussi des salades et des hydrates de carbone dénaturés comme p.ex. du pain, riz, des pates etc.

Jour 2   (un jour pour des végétariens)

Le matin:

1	jus d'orange (pressé sur place)
1	tasse de café (sans sucre, peu de lait condensé ou mieux pas de lait)
2	carottes râpées
1	banane hachée
10	raisins secs
3	figues séchées

Le midi:

1	jus d'orange pressé sur place
1	salade de fruits fraiche

Le soir:

1	grande salade grecque consistant en max. 60 g fromage de brebis (cf. ci-dessus)
1 – 2	carottes en julienne y compris l'huile olive et peu de sel (comme dessert; 30 minutes après le diner)

Jour 3

Le matin:

2	tasses de thé (buvez-le lentement, pas de grandes gorgées)
2-3	œufs et bacon

Le midi:

D'abord buvez un peu et mangez 15-20 min. plus tard:

250 – 450 g viande (sans garnitures)

avec peu de beurre aux fines herbes et/ou l'huile olive. Ne buvez que très peu après le repas…. Il est mieux de le remettre à 2-3 heures.

Le soir:

D'abord buvez un peu (p.ex. de l'eau ou du jus pressé sur place, mais pas plus de ¼ – ½ l), mangez 15 -20 min. plus tard.

    200 - 450 g   Viande ou poisson SANS garnitures, seulement peu de beurre aux fines herbes (p.ex. 50g) ou l'huile olive.

    Ainsi il s'agit de 3 repas principaux pendant la journée (le matin, le midi, le soir).

Il faut qu'à peu près 5 heures passent entre les repas. Si vous avez faim entre les repas, vous devez tenir bon. Pensez à votre aine et ne cédez pas (n'oubliez pas que le temps est limité). Au cas où vous mouriez de faim, ne mangez que 2-3 fruits séchés comme p.ex. 3 dattes ou 2-3 figues séchées ou bananes).

Pour quelques gens le changement alimentaire représente en même temps un changement de vie considérable. N'oubliez pas qu'il vous faut tenir bon pour un certain espace de temps. Si vous retombiez aux dernières ornières ensuite, la pression sur l'aine s'intensifierait à nouveau.

Après avoir observé ce régime alimentaire pendant 2-3 jours, vous devez percevoir un changement énorme à votre l'aine. Maintenance le sac herniaire doit être très doux et plus petit. A ce moment il est raisonnable de traiter la hernie inguinale moyennant un bandage herniaire. L'heure est venue pour utiliser le bandage herniaire. Peut-être vous avez besoin d'un peu plus de temps jusqu'à ce que vous puissiez utiliser le bandage herniaire. Moi-même, je pouvais commencer à porter le bandage herniaire après 2 jours.

Vous n'êtes plus exposé au risque d'une hernie étranglée 3 JOURS APRES LE CHANGEMENT ALIMENTAIRE !!!!
Je suis sûr que ce fait vous motivera à tenir bon pendant les mois suivants.

Pour des Végétariens:

Les végétariens parmi vous doivent trouver un équivalent approprié pour les plats de repas prenant en considération que les hydrates de carbone traités, dénaturés (« anorganiques ») sont interdits. En plus n'oubliez pas la règle la plus importante : Ne mélangez pas d'aliments !
Je quand même doute qu'une nourriture exclusivement végétarienne soit raisonnable. A mon avis ce type de nourriture est à l'opposé des lois naturelles (voir l'exemple du chimpanzé).

En aucun cas la responsabilité que nous - les hommes - assumons des animaux ne doit pas être diminuée. Dans notre société les animaux sont torturés d'une manière indigne et dégoutante, ce qu'on doit changer en tout cas. Mais quand même il est impossible de modifier la nature des hommes. Il est absurde de décrire le lion comme « bâtard cruel sans scrupules » parce qu'il s'alimente des animaux vifs, petits et mignons. Le lion ne les a pas choisis ; il a cédé à ses instincts, comme les animaux sont la nourriture spécifique des lions. Le lion et son comportement ont été créés par nature. Si le lion s'alimentait des salades tous les jours, beaucoup d'hommes l'adoreraient, tandis que le lion mourrait sous peu.

Un de mes amis a toujours donné des bananes à son chien, de sorte que le chien par conséquent ait souffert des flatulences énormes et ait produit des gaz puants toutes les 30 secondes. Le volume des gaz a dépassé de très loin le volume du chien, cela ne peut être bon pour la santé.

Bien sûr je ne sais pas exactement la nourriture meilleure pour l'homme afin qu'il vieillisse en bon santé. En contrepartie je peux vous faire savoir en détail la meilleure nourriture afin que votre hernie inguinale guérisse sans opération.

Application d'un Bandage Herniaire

Vous êtes seulement permis d'utiliser le bandage, si vous respectez le régime alimentaire décrit ci-dessus. Si vous retombez dans vos habitudes alimentaires antérieures, n'utilisez pas le bandage, parce qu'en ce cas son utilisation serait plutôt hasardeuse qu'utile.

Vous appliquez le bandage le matin après que vous vous êtes levé et le portez jusqu'à ce que vous vous couchiez le soir. Aussitôt que vous vous allongiez (p.ex. pour faire la sieste), vous pouvez débander le bandage. Dès que vous vous levez, il vous faut appliquer le bandage à nouveau. Si vous êtes allongé, le sac herniaire doit disparaitre – sinon, il vous faut voir un médecin. Mais je suis sûr que le sac herniaire recule au ventre (il n'est plus visible) en cas de la plupart des personnes qui se sont couchées.

Le matériau du bandage herniaire et un facteur essentiel!!! J'ai essayé toutes les variantes y compris innombrables bandages herniaires achetés chez les magasins spécialisés dans les produits orthopédiques.

A mon avis le foulard tricoté d'une façon fine ou grosse est la seule variante appropriée. On peut l'utiliser pour positionner l'aine parfaitement pendant 24 heures d'un jour. En plus il ne laisse pas des empreintes et il est confortable. Il vous faut le porter chaque jour pendant les 2-6 prochains mois. Il fera partie de vous. Vous ne devez jamais l'oublier…. JAMAIS!!!

A partir de ce moment le sac herniaire ne doit JAMAIS REAPPARAITRE A NOUVEAU. Si vous avez débandé le bandage herniaire après que vous vous étiez couché et s'il vous faut aller aux WC, vous devez appuyer vos mains d'une manière pleine de force sur l'aine. L'intestin ne doit pas profiter de l'occasion pour pénétrer l'aine. A mon avis il est le plus important de respecter cette mesure extrêmement radicale pendant les premières 6 semaines du traitement.

Il vous faut porter le bandage herniaire sous le vêtement… si nécessaire, ne boutonnez pas le pantalon complètement. Alternativement vous pouvez porter un sweat-shirt plus long qui cache le bandage. En été portez un bermuda ample à la place d'un slip de bain moulant. Au moins je me trouvais contraint de le faire pendant l'été. En été j'avais besoin de plusieurs bandages herniaires…. si un d'eux séchait. Quelquefois il est un peu embarrassant de porter le bandage herniaire sans cesse, mais il ne restreint pas du tout vous et toutes vos activités physiques. Pendant que vous soyez en action, votre aine peut guérir en passant.

Si vous couchez avec votre partenaire, allongez-vous sur le dos. Votre partenaire sain doit être plus actif que vous. Après avoir débandé le bandage herniaire, il vous faut faire attention parce qu'il est interdit d'exposer l'aine à une charge.

Si vous tenez à être plus actif, il vous faut porter le bandage herniaire pendant l'acte sexuel et faire attention à sa position correcte. A mon avis cela n'est pas possible.

Si l'aine se rompt maintenant…. il vous faut recommencer la thérapie. L'aine prend du temps pour sa stabilisation. Attendez au moins 2 mois avant que vous preniez un risque. Autrefois la guérison devrait commencer à nouveau. Cela serait dommage pour le tissu déjà stabilisé….

Si vous vous allongez sur le dos sans bandage herniaire, la guérison de votre hernie inguinale ne sera pas mise à mal.

Dans le chapitre suivant il s'agit d'une description détaillée de l'application du bandage herniaire. Voilà l'exemple d'une hernie inguinale du côté gauche. Si vous souffrez d'une hernie inguinale du côté droit, vous devez procéder d'une manière analogue… mais renversée. Imaginez-vous (regardant les photos) que vous vous mirez. Suivez votre image reflétée et faites tous les nœuds conformément.

Application d'un Bandage Herniaire sur des Photos:

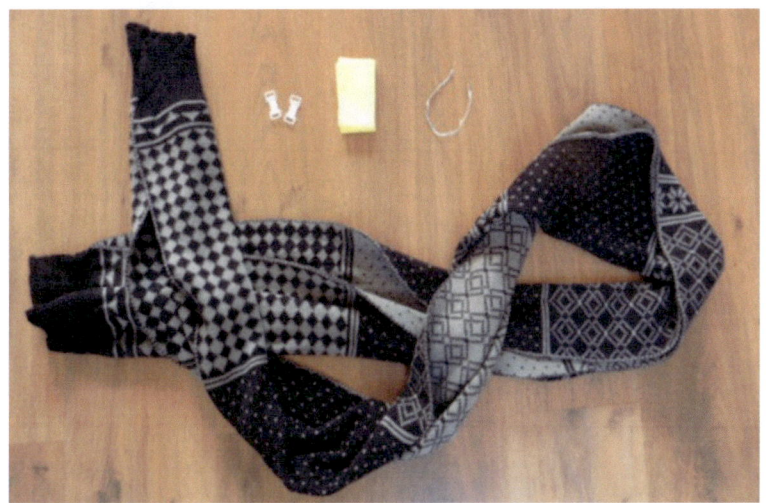

Vous avez besoin des articles suivants pour un bandage herniaire:

1) Un **foulard en laine, tricoté d'une façon fine ou grosse**, d'une longueur d'environ 3 m !!!
   A mon avis il est le moyen optimal pour appliquer un bandage de compression sur l'aine.

2) Un coussinet d'aine 5x9 cm, épaisseur: environ 0,5 cm.

3) Deux agrafes de bandage

4) Fil métallique flexible et revêtu

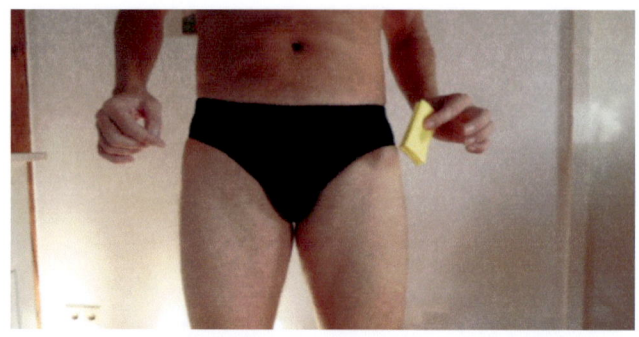

D'abord nous utilisons le coussinet d'aine.

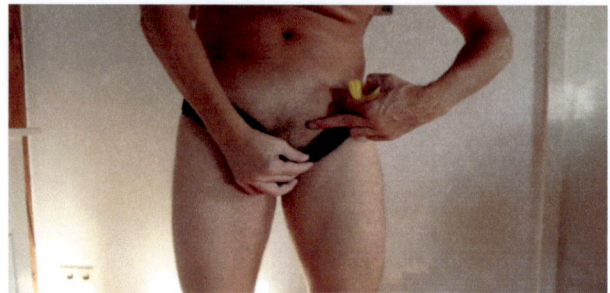

Nous positionnons le coussinet d'aine exactement le long de la hernie inguinale.

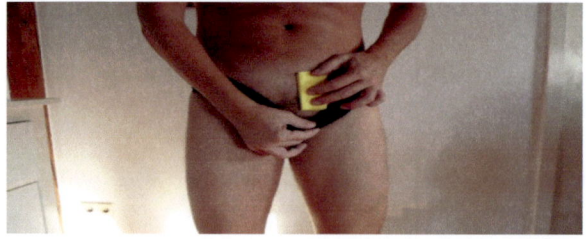

Le coussinet d'aine est fixé à cette position moyennant la bande élastique du slip.

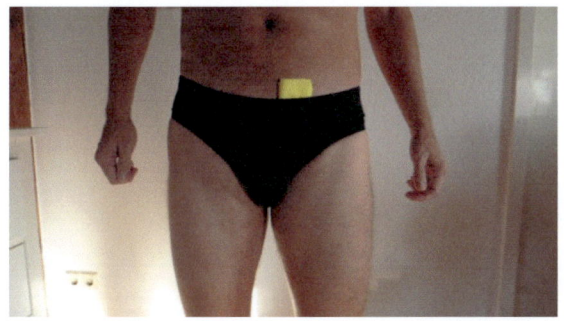

Maintenant nous appliquons le bandage herniaire.

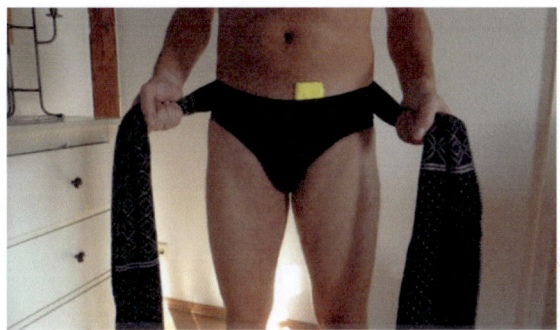

**Le bandage herniaire est mis autour de mes hanches.
Le bout droit du bandage doit avoir une longueur de deux fois du bout gauche parce qu'il est mis entre les jambes vers le dos.
C'est un exemple d'un traitement d'une hernie inguinale du côté gauche.**

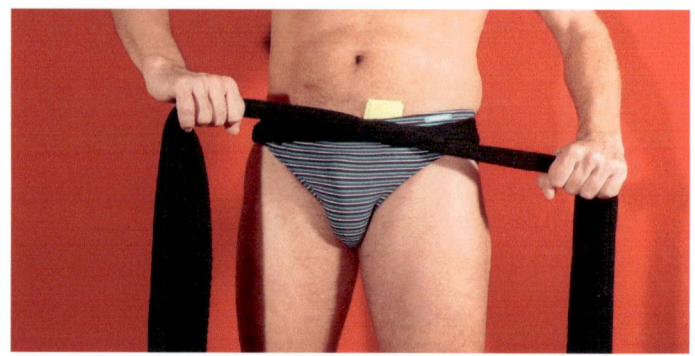

Maintenant faites un nœud normal directement devant le coussinet d'aine.

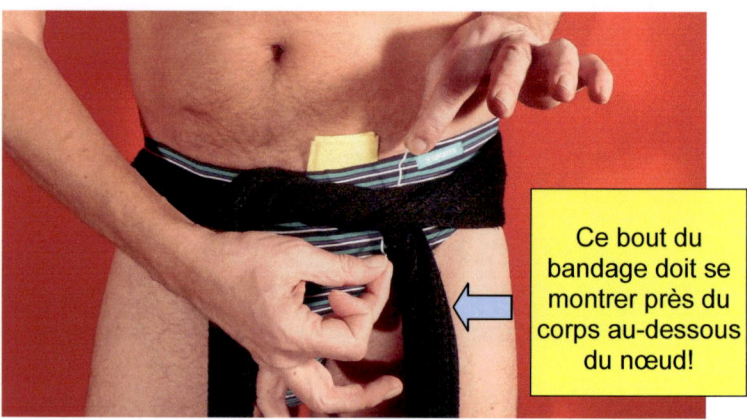

Ce bout du bandage doit se montrer près du corps au-dessous du nœud!

Ensuite le bandage herniaire et noué par un nœud normal, qui se trouve directement devant le coussinet d'aine. Pour fixer le nœud utilisez le fil métallique pour envelopper le bandage herniaire à la position marquée.

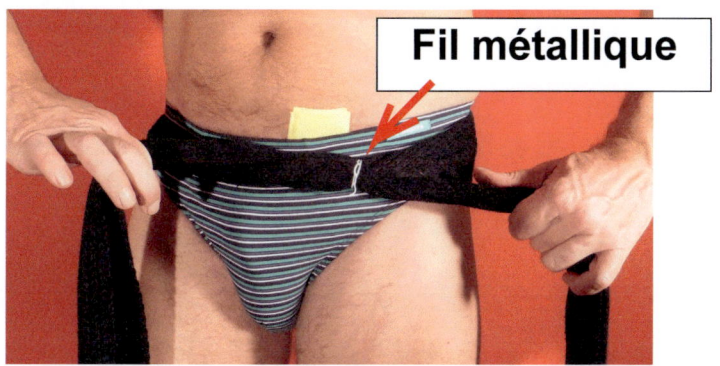

Le fil métallique stabilise le bout du bandage que vous mettez entre les jambes.

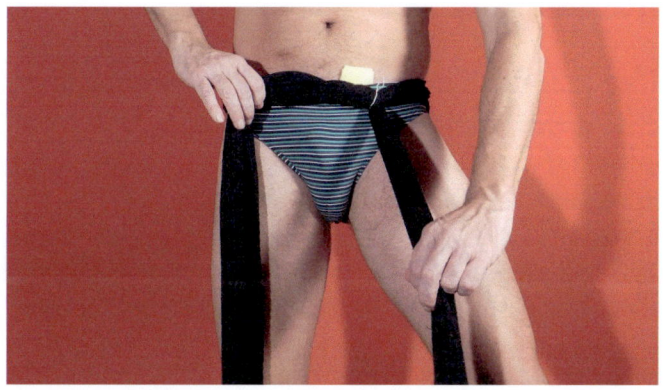

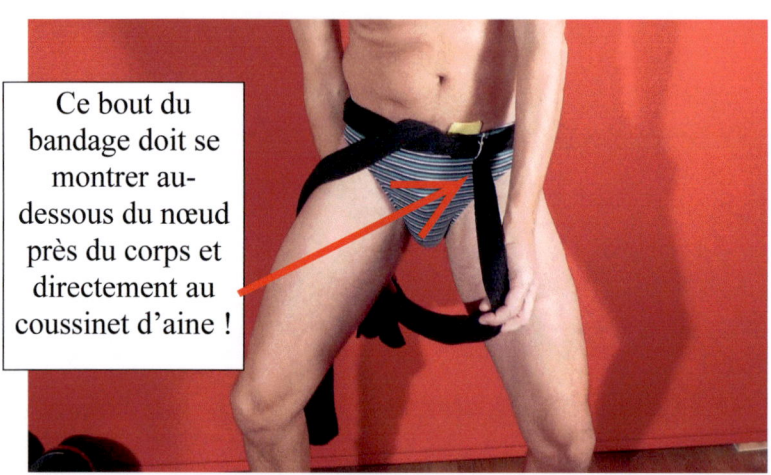

Ce bout du bandage doit se montrer au-dessous du nœud près du corps et directement au coussinet d'aine !

Mettez le bandage herniaire le long du coussinet d'aine entres les jambes vers le dos.

Faites attention que le bout du bandage qui est à mettre entre les jambes est près du corps à la position du nœud !!! C'est-à-dire: le bandage se trouve directement au coussinet d'aine au-dessous du nœud, jamais au-dessus du nœud. Si le bout du bandage se montrait au-dessus du nœud, la pression faite sur le coussinet d'aine serait insuffisante. C'est très important!!! Comme la pression principale est faite verticalement sur le coussinet d'aine par le bout du bandage herniaire mis entre les jambes.

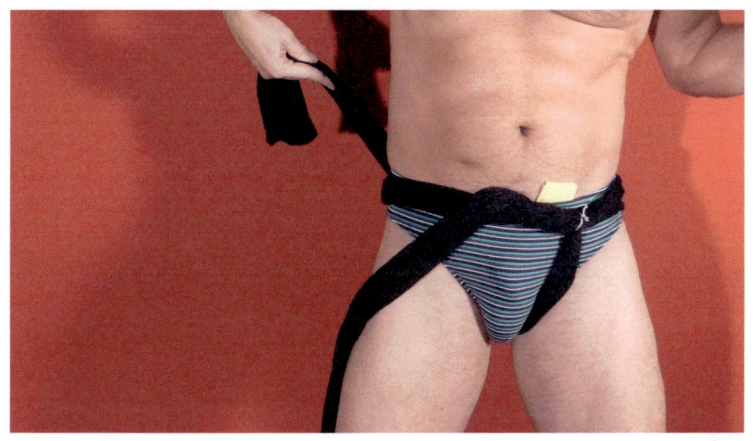

Nouez les deux bouts à côté de la hanche.

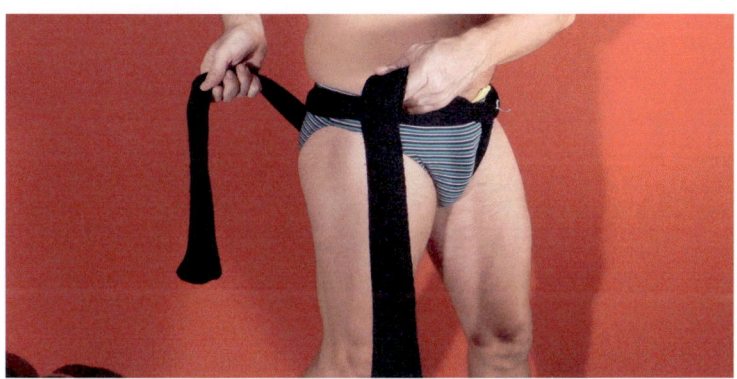

Tendez-les (ni trop fortement ni trop faiblement) en faisant un nœud à côté de la hanche.

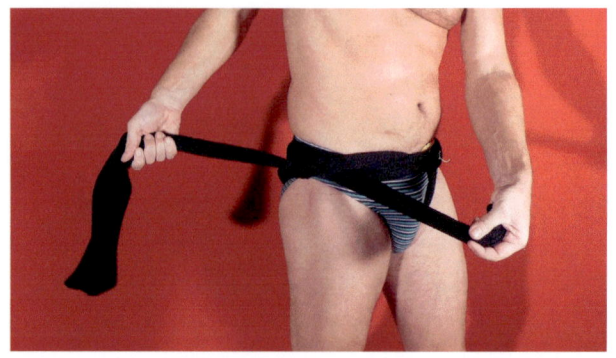

Serrez le nœud à côté de la hanche.

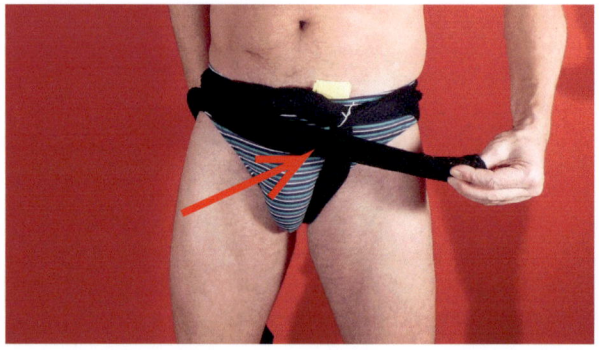

Les deux bouts du bandage herniaire sont mis une autre fois autour de la hanche. Faites attention que le bandage se trouve à nouveau directement sur le coussinet d'aine pour qu'il puisse faire une pression additionnelle sur le coussinet d'aine (et par conséquent sur la hernie inguinale).

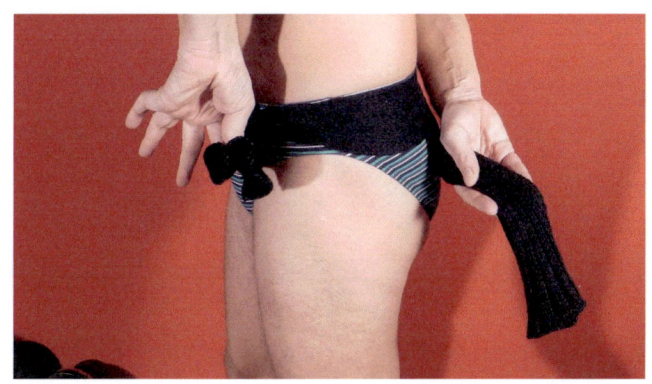

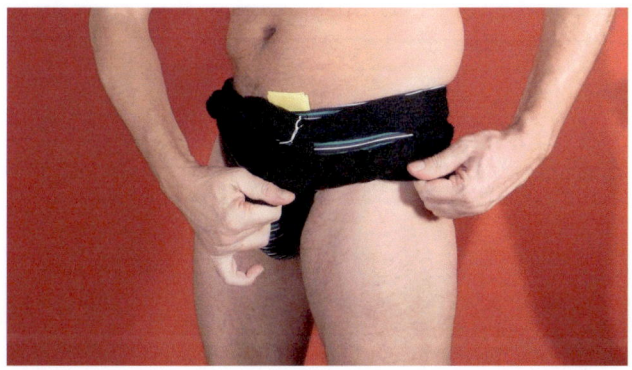

Pour la dernière fois faites un nœud normal à côté de la hanche et serrez-le.

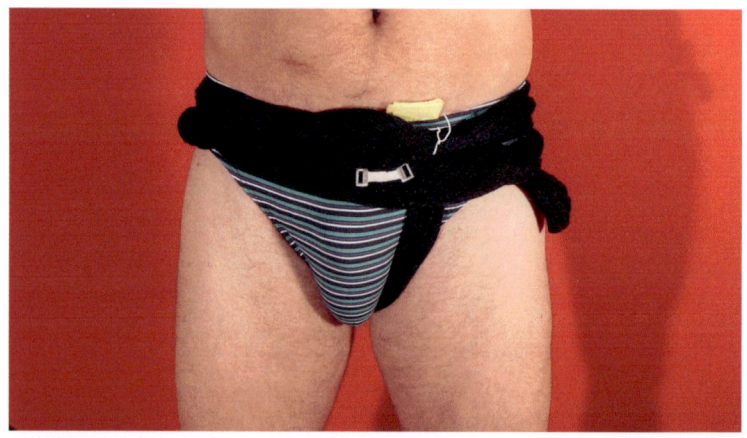

Fixez les deux bouts du bandage moyennant les agrafes de bandage. Le plus agrafes de bandage sont utilisées, le plus stable et sur le bandage herniaire sera.

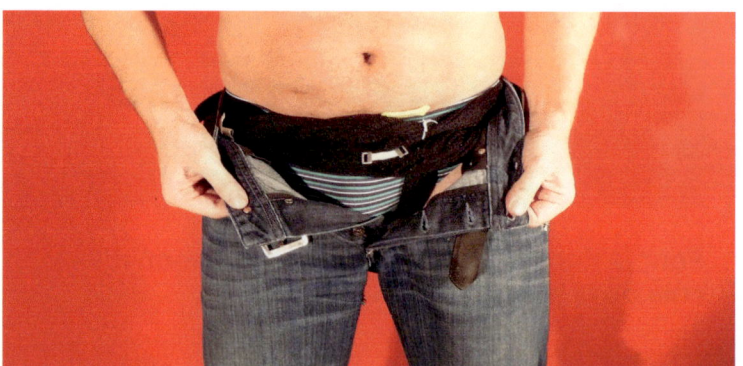

A porter sous le pantalon; si nécessaire ne le boutonnez pas complètement.

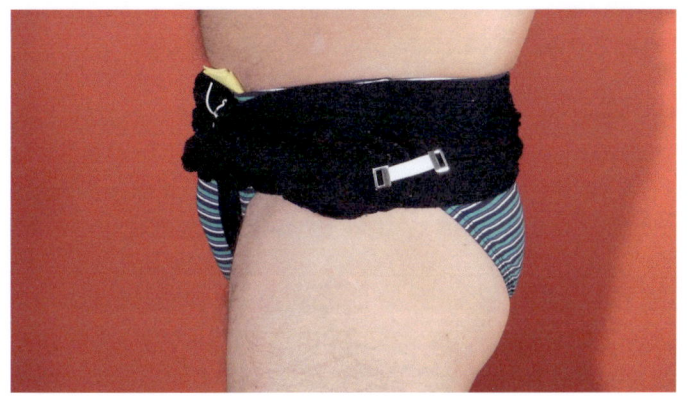

Votre côté gauche doit ressembler à cette photo.

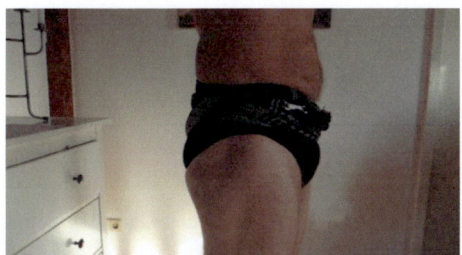

Votre côté droit doit ressembler à cette photo.

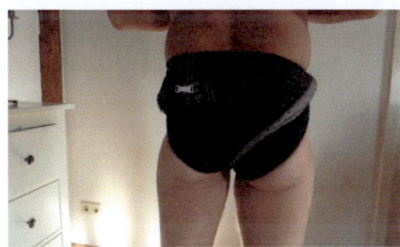

Votre dos doit ressembler à cette photo.

N'utilisez jamais un bandage herniaire acheté dans un magasin spécialisé dans l'orthopédie!

Un bandage herniaire usuel que vous avez acheté dans un magasin spécialisé dans les articles orthopédiques ne vous aidera jamais. Au contraire, il sera dommageable à vous et la guérison de votre hernie inguinale.

A l'aide de cette technique concernant le bandage herniaire décrite ci-dessus la hernie inguinale est stabilisée d'une façon optimale (mais seulement si vous respectez en même temps le régime alimentaire). Le bandage peut être dessiné individuellement. Grace à cette technique et indépendant de votre stature, vous avez à votre disposition le parfait bandage compressif d'aine.

Portez le bandage (seulement en combinaison avec le changement alimentaire) pendant environ 3-6 mois enfin que l'aine soit positionnée correctement et puisse se souder. A cause de sa stabilité vous ne souffrirez plus des incommodités herniaires. En outre il est peu probable que vous ayez une rechute (par analogie avec une fracture, rupture du ligament ou chaque autre cicatrice commune).

Même si vous avez tenu bon pour 2-4 mois et votre aine a guéri, je vous recommande de porter le bandage pendant plusieurs autres mois – simplement pour être plus sûr. Soyez sûr qu'après peu de temps vous savez sur le bout appliquer et débander le bandage herniaire.

Coussinet d'Aine

Le coussinet d'aine peut être fabriqué par vous-même. Prenez 3-5 serviettes en papier (d'un rouleau de papier Zewa) et pliez-les 3 fois. Un coussinet d'aine d'environ 6,5 x 12 cm en résulte.

Si vous prenez 5 serviettes en papier, utilisez 1 x 3 serviettes et 1 x 2 serviettes ... pliez-les 3 fois et mettez les deux coussinets plats l'un sur l'autre. De cette manière vous pouvez fabriquer un coussinet plus épais et droit.

Utilisez 3, 4 ou 5 serviettes en papier (Zewa) pour fabriquer un coussinet de 3-6 mm d'épaisseur. Moi-même, j'ai varié l'épaisseur – en façon de la tension du bandage herniaire et les activités suivantes prévues.

Résumé:

- Changez l'alimentation et respectez strictement ce régime alimentaire pendant environ 2-6 mois.

- Appliquez le bandage herniaire chaque tour, enfin que le sac herniaire n'apparaisse jamais à nouveau (et l'aine puisse se souder au cours du temps).

- Encore une fois: NE mélangez JAMAIS la nourriture… mangez seulement des protéines (viande, œufs) ou seulement des crudités (fruits ou salades).

- Au moins 2-3 heures doivent passer entre les repas. Après un plat de viande ne mangez pas pendant les prochaines 4 heures.

- Buvez toujours 20 minutes avant que vous commenciez à manger. Ne buvez que très peu après un repas – il est mieux de ne pas boire pendant les prochaines 2-3 heures.

- Tenez bon! N'oubliez pas de vous débarrasser de vos problèmes en 2-4 mois. Pendant cette thérapie de 3 mois votre qualité de vie ne se réduira pas – au contraire vous vous alimentez plus sainement. Seulement au commencement de la thérapie il vous faut renoncer aux efforts extrêmes.

- N'OUBLIEZ PAS: Vous vous épargnez d'une opération tout à fait inutile y compris tous ses effets secondaires comme p.ex.: nerfs coupés, ablation des testicules, testicules atrophiés, sensation d'engourdissement, douleurs et infections des blessures, problèmes avec les filets, douleurs à vie, risque d'une anesthésie totale ainsi que toutes autres complications qui puissent apparaitre en rapport avec une opération.

- Les filets à implanter ne sont pas une alternative appropriée et représentent plutôt la preuve de l'incapacité de la médecine scolaire d'aujourd'hui.

- La pression sur l'aine faite par l'intestin est seulement éliminée si vous respectez strictement le régime alimentaire!!!

- Pour finir: vous ne vous exposez plus au risque d'une hernie étranglée après 2-7 jours.

- Utilisez le bandage herniaire seulement si vous respectez le régime alimentaire!!!

Facteurs Importants à Observer Impérativement Tous les Jours

Vous pouvez utiliser 3-5 serviettes en papier (d'un rouleau de papier Zewa). Pliez-les 3 fois pour arriver à un **coussinet d'aine**.

Ne vous douchez pas! Prenez un bain parce que vous pouvez vous allonger dans la baignoire. Pendant que vous vous douchez, il vous faut porter le bandage herniaire! Vous avez besoin d'un deuxième bandage herniaire pour que le bandage mouillé puisse sécher. Vous êtes quand même permis de vous doucher si vous vous asseyez pendant ce temps…. Il vous est interdit d'être debout sans bandage herniaire.

Si vous allez aux WC la nuit, il vous faut soigneusement presser vos mains sur la hernie inguinale.

Mais il serait le mieux d'avoir un urinal à votre disposition près du lit (au moins pendant les nuits des premières semaines), afin que vous ne deviez pas vous lever et charger l'aine !!!!

Renoncez à manger la charcuterie. Il dépend de sa qualité… est-ce que la charcuterie contient du pain ou d'autre ingrédients qui pourraient causer des flatulences ? Aucun gaz ne doit se produire à nouveau!!! N'achetez que des produits non-traités pour être sûr.

N'oubliez pas ...un repas traditionnel (mélangé) a pour résultat la production d'environ 15-20 litres de flatuosité.... Il n'est pas étonnant que l'aine se rompe un jour ou l'autre... et elle se rompra ....certainement ... en cas d'une personne sur 3 ou 4 dans le monde.

La Hernie Inguinale des Deux Cotés

En cas d'une hernie inguinale des deux côtés appuyez le bandage herniaire d'abord selon la description ci-dessus. Concentrez-vous sur un côté… au mieux sur le sac herniaire plus grand. Vous avez besoin d'un deuxième coussinet d'aine pour le positionner d'une façon correspondante sur la deuxième hernie inguinale. Bien que le premier bandage fasse une pression sur la deuxième hernie inguinale, elle ne soit pas suffisante. Par conséquence il vous faut mettre un deuxième bandage autour des hanches et le positionner d'une telle manière qu'aussi la deuxième hernie inguinale soit correctement ligaturée.

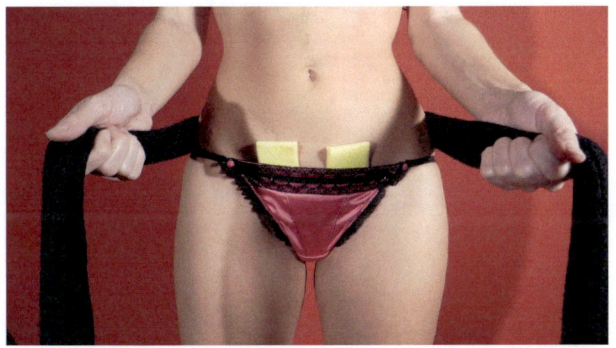

D'abord il vous faut positionner les deux coussinets d'aine sur les deux sacs herniaires. Ensuite mettez le bandage herniaire autour de vos hanches.

Maintenant suivez les instructions mentionnées ci-dessus:

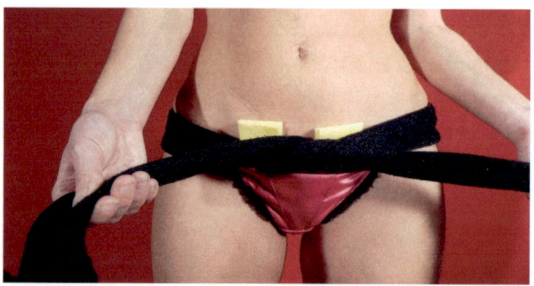

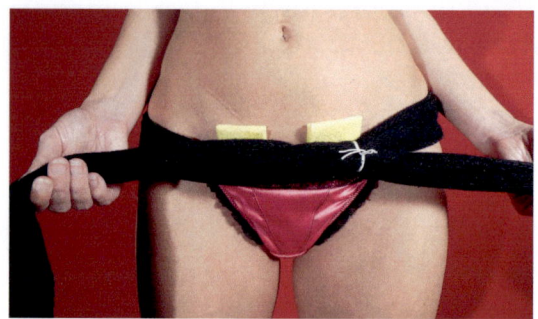

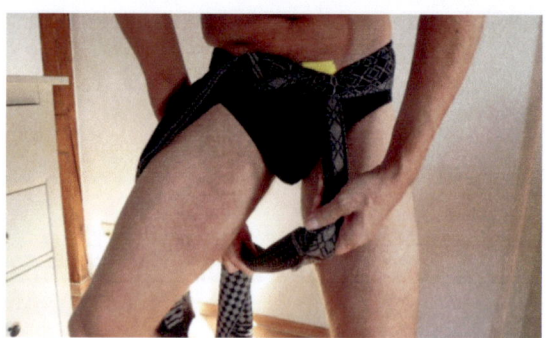

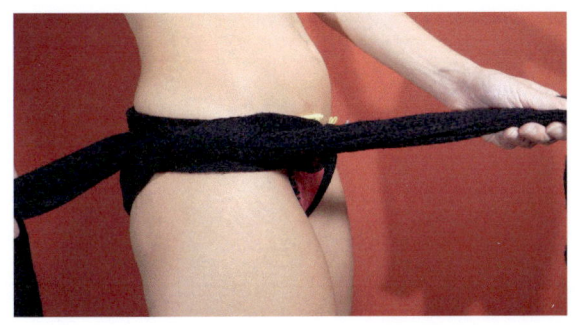

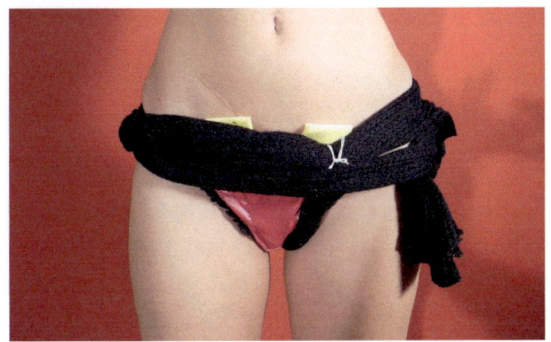

Alors mettez un deuxième bandage autour des hanches.

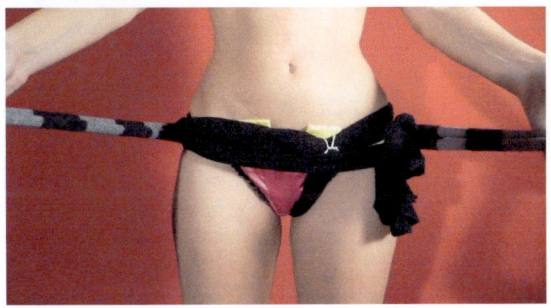

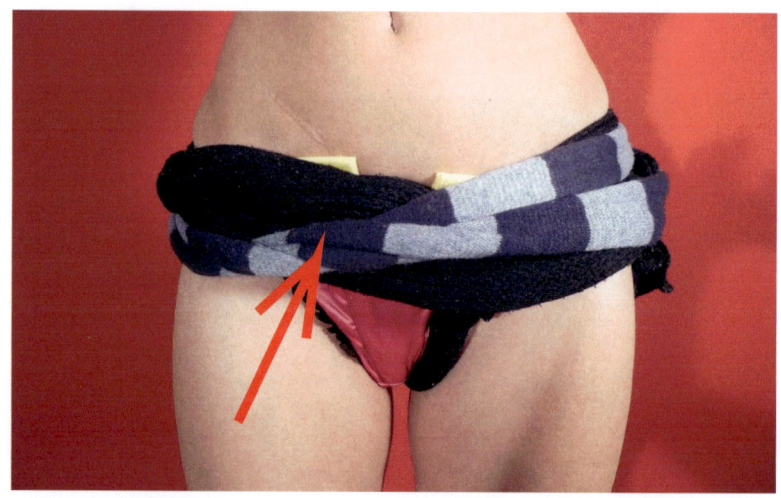

Supplémentaire au premier bandage le deuxième bandage herniaire est mis autour de la hanche et noué directement sur le deuxième coussinet d'aine (voir la flèche). Etant stabilisé par le premier bandage herniaire, le deuxième bandage ne peut pas glisser. Faites attention : ce deuxième bandage doit se trouver au deuxième coussinet d'aine (voir la flèche) au-dessous du premier bandage (directement sur la hernie inguinale, voir la flèche). Par conséquence les deux bandages parfaitement font pression en même temps sur le deuxième coussinet d'aine (voir la flèche).

Bien qu'il n'ait pas l'air professionnel, il représente vraiment la solution optimale si vous vraiment souffrez d'une hernie inguinale des deux côtés. Les deux hernies inguinales sont parfaitement traitées par cette technique.

Il est seulement permis d'utiliser le bandage herniaire, si vous respectez le régime alimentaire!!

Autres Repas Modèles

Tout d'abord: le plus monotone le régime alimentaire quotidien, le plus favorable à la guérison de votre aine. Par conséquent ne vous étonnez pas des repas répétitifs. Cela n'est pas un manque d'imagination, mais notre intention. A mon avis il serait mieux si vous vous alimentez d'un seul type de nutrition pendant le traitement (environ 2-4 mois), p.ex. : ne mangez que des oranges et du jus d'orange. Mais ce mode d'alimentation est peu réaliste et pas du tout amusant.

Au cours du changement alimentaire vous souffrez peut-être quelquefois du mal au ventre. Il indique que le corps s'habitue à la nourriture changée et saine ou le mal au ventre est un signe de détoxication.

Lundi:

Petit déjeuner:

    2   tasses de café filtre avec peu de lait condensé (**en aucun cas** ajoutez du sucre)
3 – 4 dattes
1   banane

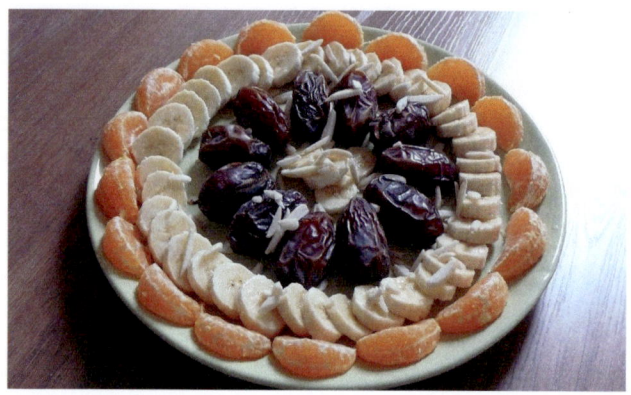

Voici un exemple d'un petit déjeuner très délicat pour 3 personnes. C'est très nourrissant, bon gout et va bien avec un café. Ce petit déjeuner vous fait oublier les petits pains du boulanger….

Déjeuner:

Si vous êtes souvent en voyage d'affaires, mangez entretemps une banane, des dattes ou des figues.
Si vous avez assez de temps, préparez une salade grecque:

1 – 2	tomates (émincées)
¼	concombre (émincée)
4	olives
1	avocat (petit)
½	paprika
60 g	fromage de brebis (feta) (alternativement mozzarella (80 g)
2 – 3	cuillères à soupe d'huile d'olive
1	prise des herbes de Provence
1	prise du sel (au mieux: sel de Himalaya)

Le soir:

Buvez un peu avant de manger – au mieux de l'eau ou du jus d'orange/de carottes pressé sur place. A peu près 15-25 min. plus tard vous êtes permis commencer à manger.

      200 g – 450 g   poitrine de poulet désossée (sans garnitures)
      Env. 50 g   beurre aux fines herbes ou beurre

En aucun cas utilisez des sauces ou d'autres garnitures. Assaisonnez la viande légèrement. Moins d'épices vous utilisez, mieux c'est. Pendant le repas buvez max. 0,2 litres, p.ex. de vin. Mais il serait mieux de ne boire rien pendant les repas. Après avoir mangé il faut attendre 2-3 heures avant que vous buviez.

Mardi:

Petit déjeuner:

    1 – 2 tasses de café filtre (ou thé) sans sucre, peut-être avec peu de l'ait condensé
    2 carottes de grandeur moyenne râpées
    1 banane meurtrie
    15 raisins secs
    1 prise des amandes en bâtonnets
    1 – 2 cuillères à soupe de lait condensé ou de crème

Mélangez tous les ingrédients en remuant.

Le midi:

125 g	fraises
100 g	myrtilles ou framboises
1	banane
100 g	grappes
1 – 2	dattes
1 – 2	cuillères à soupe de lait condensé ou de crème

Hachez et mélangez tous les ingrédients selon les besoins.

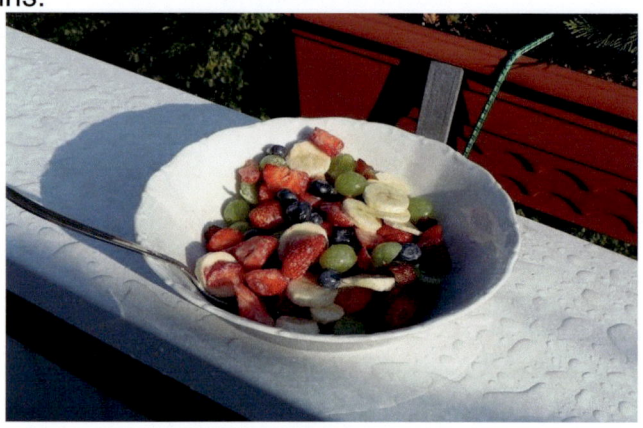

Même si les produits alimentaires soient très délicieux et sains, n'oubliez jamais : le moins est le mieux.

Le soir:

Buvez un peu avant de manger – au mieux jusqu'à 0,5 litres de l'eau ou du jus d'orange/de carottes pressé sur place. A peu près 15-25 min. plus tard vous êtes permis commencer à manger.

250 g – 450 g	Viande hachée (porc ou bœuf ou les deux) sous forme de boulettes. N'y ajoutez jamais du pain trempé ou de la farine. Seulement la viande avec un œuf, peu de l'huile d'olive, légèrement assaisonnée. Pas d'oignons!
1	œuf
50 g	beurre aux fines herbes

Mercredi:

Petit déjeuner:

1 – 2	tasses de café ou thé (sans sucre)
1 – 2	bananes
2 – 4	dattes
1 – 2	figues séchées

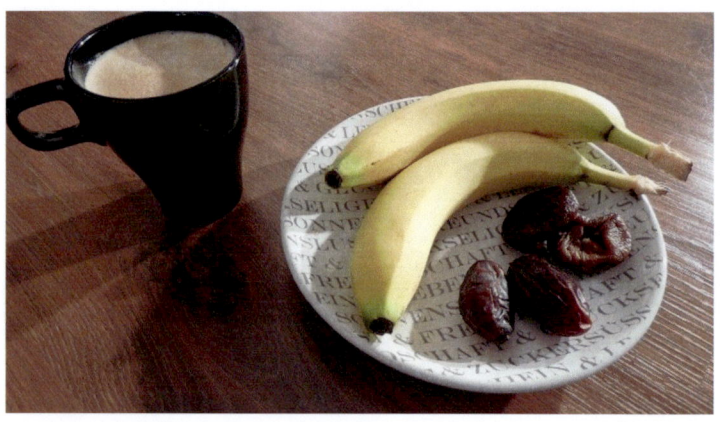

Ce petit déjeuner est préparé en peu de temps, très nourrissant et a bon gout. Tenez bon et n'allez pas au boulanger.

<u>Le midi:</u>   (13.00 heures à 19.00 heures selon votre rythme journalier personnel)

D'abord buvez un peu. Environ 15-25 min. plus tard vous êtes permis commencer à manger.

Omelette:

2 – 4   œufs
50 g   fromage de brebis
2 – 4   cuillères à sauce d'huile d'olive

Assaisonnez !

Le soir:
Buvez un peu avant de manger – au mieux du jus d'orange/de carottes pressé sur place. Buvez lentement and pas de trop ; autrefois vous mettiez à mal la guérison de votre aine.

250 – 450 g	entrecôtes
40 – 80 g	beurre aux fines herbes
3 – 5	cuillères à sauce d'huile d'olive

Assaisonnez légèrement.

Peut-être 0,2 litres du vin rouge.

L'Avantage d'une Hernie Inguinale: Elle est Visible!

Contrairement aux autres maladies la hernie inguinale a l'avantage d'être visible. Par conséquent des guérisseurs, hâbleurs et charlatans ne peuvent pas prétendre d'avoir guéri la hernie inguinale, comme ils font au cas de nombreuses autres maladies. Aucun naturopathe, guérisseur ou homéopathe osent traiter une hernie inguinale. Seulement le médecin scolaire avec son scalpel le fait. Mais qui veut bien subir une opération? Pourquoi est-ce que les charlatans osent traiter presque toutes autres maladies ? Cela s'entend… personne ne peut constater tout de suite si le malade a guéri. C'est autrement en cas de la hernie inguinale parce qu'on peut voir immédiatement si la bosse à l'aine a disparu. Un guérisseur n'hésitera pas de traiter n'importe quelles maladies dont vous souffrez. Ou il vous trichera en collaboration avec une autre personne, qui d'abord prétend d'être malade et ensuite d'avoir guéri. Mais le guérisseur refusera de traiter la hernie inguinale, parce qu'il faut abattre les cartes…
.
Mais vous pouvez bénéficier de ce fait, parce que la taille de votre sac herniaire vous indique s'il s'est amélioré ou détérioré. A condition que vous observiez les instructions de ce livre, la hernie inguinale s'améliorera peu à peu et le sac herniaire se réduira. L'amélioration vous motivera, de sorte que vous – espérons - teniez bon jusqu'à ce que votre aine ait guéri complètement.
Il serait formidable si vous observiez les instructions et la hernie inguinale pouvait guérir. Mail il vous faut vous

investir dans la guérison. Bien que le régime alimentaire soit un défi considérable pour nombreux lecteurs, il est absolument nécessaire de le respecter !! L'intervention chirurgicale est la seule alternative ! Le bandage herniaire fera partie de vous pendant environ 4 mois, mais vous vous y habituerez rapidement. Vous serez capable de l'appliquer et le débander en peu de secondes.

Il vous faut le porter toujours (sauf si vous vous allongez): pendant le travail, lors de faire du sport (même si vous nagez ; vous avez besoin d'un deuxième bandage herniaire). Si vous passez la zone de sécurité à l'aéroport, le bandage sous votre vêtement pourrait faire sensation, tandis que vous soyez tâté.

Tenez bon pour quelques mois et vous vous débarrassez bientôt de votre hernie inguinale ….n'importe combien de temps vous en avez souffert.

Respectez ces directives. Je serais très heureux si le contenu de ce livre vous inspirerait.

Si vous respectez le régime alimentaire décrit ci-dessus, vous bénéficierez des effets secondaires: vous ne souffrirez plus de flatulences. Si la production des gaz continue, votre nourriture quotidienne est probablement incorrecte. Il vous ne faut jamais différer de ce régime alimentaire! Un petit morceau de pain pourrait mettre à mal la guérison. A mon avis un pet est déjà la première indication sur la maladie, une alarme. Vous pouvez le comparer avec l'indication d'alarme d'une voiture si le moteur a besoin du pétrole. Si vous continueriez à aller en voiture sans remplir le pétrole, une panne de moteur en résulterait bientôt.

Si vous respectez le régime alimentaire, pas de gaz ne se produiront jamais dans l'intestin. Du à la production des gaz dans l'intestin, pression est faite sans cesse sur l'aine, de sorte qu'elle est exposée constamment d'une charge. Goutte à goutte, l'eau creuse la pierre. Selon ce proverbe l'intestin gazeux se fraye son chemin à l'extérieur – la hernie inguinale en résulte (au moins dans la plupart des cas).

Pendant la digestion d'un seul repas qui comprend des aliments mélangés (c'est-à-dire des hydrates de carbone et des protéines) jusqu'à 18 litres des gaz se produisent dans l'intestin. Si tous les gaz mettaient en liberté sous forme de flatulences, nous en souffririons tous les jours. Mais en réalité la plupart des gaz dans l'intestin est absorbée par le sang et mise en liberté via les poumons et l'air respirable. Bien sûr il prend plus de temps d'évacuer les gaz de cette façon par rapport aux flatulences.

En cas d'une digestion forte (il s'applique à nombreuses personnes) les gaz peuvent se produire plus rapidement qu'ils sont mis en liberté par l'air respirable. Ce procédé est appelé « flatulence ».

18 litres des gaz sont assez beaucoup. L'intestin se ballonne extrêmement ; les forces physiques produisant

un effet sur l'aine sont énormes.

A l'aide de ce livre vous avez toujours une longueur d'avance sur tous les spécialistes pour la hernie inguinale dans le monde.

C'est à vous maintenant!

Jouez votre carte!